CONTRIBUTION A L'ÉTUDE

DU TRAITEMENT CHIRURGICAL DU

CANCER DU RECTUM

CRÉATION PRÉLIMINAIRE D'UN ANUS ARTIFICIEL

NOUVEAU PROCÉDÉ DE SUTURE INTESTINALE

PAR

Le Dr Louis LABORDÈRE

Ancien externe des Hôpitaux de Bordeaux,
Ancien interne des Asiles d'aliénés de la Gironde (Cadillac).

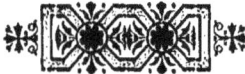

BORDEAUX

G. GOUNOUILHOU, IMPRIMEUR DE LA FACULTÉ DE MÉDECINE

11, RUE GUIRAUDE, 11

1891

CONTRIBUTION A L'ÉTUDE

DU TRAITEMENT CHIRURGICAL DU

CANCER DU RECTUM

CONTRIBUTION A L'ÉTUDE

DU TRAITEMENT CHIRURGICAL DU

CANCER DU RECTUM

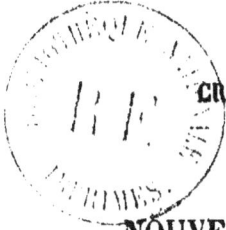

CRÉATION PRÉLIMINAIRE D'UN ANUS ARTIFICIEL

NOUVEAU PROCÉDÉ DE SUTURE INTESTINALE

Le Dr Louis LABORDÈRE

Ancien externe des Hôpitaux de Bordeaux,
Ancien interne des Asiles d'aliénés de la Gironde (Cadillac).

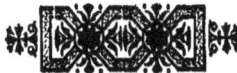

BORDEAUX

G. GOUNOUILHOU, IMPRIMEUR DE LA FACULTE DE MEDECINE

11, RUE GUIRAUDE, 11

1891

A MON PÈRE ET A MA MÈRE

HOMMAGE RESPECTUEUX

A MES PARENTS

A M. LE DOCTEUR ALEXIS VAUTRIN

PROFESSEUR AGRÉGÉ A LA FACULTÉ DE MÉDECINE DE NANCY

A MES AMIS

A MON PRÉSIDENT DE THÈSE

M. LE DOCTEUR DEMONS

PROFESSEUR DE CLINIQUE CHIRURGICALE

CHEVALIER DE LA LÉGION D'HONNEUR

A M. LE DOCTEUR VILLAR

PROFESSEUR AGRÉGÉ A LA FACULTÉ DE MÉDECINE DE BORDEAUX

A MES CHEFS DE SERVICE

MM. LES DOCTEURS

DUDON, NÉGRIÉ, VERDALLE

A MES MAITRES

DE NANCY ET DE BORDEAUX

INTRODUCTION

Le traitement du cancer du rectum a depuis longtemps préoccupé vivement les chirurgiens, et depuis le commencement de ce siècle, de nombreux travaux montrent combien ont été grands les efforts qu'ils ont faits pour détruire complètement le néoplasme, ou tout au moins pour apporter une amélioration dans l'état des malheureux atteints de cette redoutable affection.

Malheureusement leurs efforts, longtemps impuissants, et toutes les tentatives faites dans ce sens ne s'adressent qu'aux cancers situés très bas et que le doigt peut facilement déplacer. Dans ces conditions, on voit un certain nombre de succès remarquables; mais trop souvent des complications viennent compromettre le résultat de l'opération. Avec les progrès de l'antisepsie, les tentatives deviennent plus audacieuses et l'on peut voir ouvrir le cul-de-sac péritonéal sans danger; mais dans ces cas l'opération est singulièrement compliquée par les difficultés qui se dressent devant le chirurgien, manœuvrant à une grande profondeur.

Une première tentative faite par Verneuil pour augmenter le jour opératoire par la rectotomie postérieure et l'ablation du coccyx est complétée par la résection d'une partie du sacrum, préconisée par Kraske en 1885.

On peut, comme nous le verrons dans le chapitre premier, envisager trois grandes périodes dans l'histoire de l'ablation du rectum, périodes que caractériseront les noms de Lisfranc, Verneuil, Kraske.

Cependant, malgré tous ces efforts, le grand écueil des opérations sur les conduits naturels, et en particulier sur le rectum, consiste dans l'impossibilité de soustraire la plaie opératoire à l'influence nocive des sécrétions et, dans ce cas surtout, des matières fécales; et encore, malgré les soins apportés par les chirurgiens, voyons-nous cette opération donner encore une mortalité considérable.

La possibilité de soustraire l'extrémité inférieure du rectum au passage des matières fécales constituerait une réforme des plus importantes dans le manuel opératoire en transformant, comme l'a dit Pollosson, une tumeur du rectum en une tumeur du petit bassin dont l'ablation pourra être effectuée avec toutes les ressources du pansement antiseptique.

Cette dérivation du cours des matières fécales ne peut être obtenue efficacement que par la création d'un anus artificiel. Cette méthode, proposée en 1884 par Pollosson, a donné entre les mains de Schede (de Hambourg), de Durante (de Rome), de Kœnig, de remarquables succès.

M. le professeur Demons l'a pratiquée trois fois heureusement. C'est frappé de ces résultats que nous avons voulu, dans notre modeste travail, attirer de nouveau l'attention des chirurgiens sur les bénéfices qu'ils pourraient retirer de l'emploi de ce procédé.

Nous n'avons pas eu l'intention de faire ici un exposé complet de l'état actuel du traitement du cancer du rectum. Notre but, plus restreint, est seulement de montrer les bons effets que l'on a pu retirer de la dérivation préalable des matières fécales sans que l'opération soit en rien aggravée par ce fait.

Un autre point, que nous indiquons sommairement à l'attention des chirurgiens, consiste dans la possibilité qu'il y aurait, peut-être, de soustraire la suture intestinale de la méthode de Kraske au rétrécissement cicatriciel qui tend toujours à se produire, par l'essai d'une nouvelle suture que des expériences sur le cadavre ont amené M. le professeur agrégé Villar à imaginer, et dont il a bien voulu nous offrir la primeur, ce dont nous lui sommes profondément reconnaissant.

Que M. le professeur Demons veuille bien accepter ici tous nos remercîments pour l'honneur qu'il nous fait en acceptant la présidence de notre thèse.

Nous ne devons pas oublier notre excellent ami, le docteur Lamarque, chef de clinique chirurgicale, qui a bien voulu nous aider de quelques conseils et nous donner les observations recueillies par lui dans son service de clinique.

CONTRIBUTION A L'ÉTUDE

DU TRAITEMENT CHIRURGICAL DU

CANCER DU RECTUM

CHAPITRE PREMIER

L'extirpation de l'extrémité inférieure du rectum, pratiquée déjà par Faget en 1739, ne remonte en réalité qu'à l'année 1826 où Lisfranc enleva pour la première fois un cancer de cet organe.

Faget, en effet, s'était contenté de faire une simple résection des parois latérales du rectum sur une longueur de 4 centimètres environ, en ouvrant un vaste abcès des deux fosses ischio-rectales. Il n'y eut donc dans ce cas qu'une simple ouverture d'abcès profond.

L'opération de Lisfranc, parfaitement réglée, fut répétée par lui neuf fois jusqu'en 1829, et les neuf observations de ses opérés sont rapportées, ainsi que le manuel opératoire, dans la thèse de son élève Pinault.

On sait en quoi consiste la méthode de Lisfranc : deux incisions semi-lunaires faites à une distance variable de l'anus et se rejoignant en avant et en arrière; les parois rectales sont alors séparées des tissus voisins par une dissection attentive, l'index introduit dans l'anus exerçant des tractions qui font saillir l'intestin dont on excise la partie malade.

En 1832, Lisfranc publie un nouveau mémoire sur les résultats des opérations pratiquées par lui.

En 1839, Velpeau, dans son *Traité de médecine opératoire*, exposa une modification à la méthode de Lisfranc, consistant dans l'affrontement de la muqueuse rectale avec la peau. Des six opérations pratiquées par lui, trois avaient été suivies de mort. Denonvilliers modifie plus tard le manuel opératoire en faisant une incision postérieure de l'anus au coccyx, qui donne plus de jour à l'opérateur.

En 1842, la thèse de Massé donne la description du procédé de Récamier par la ligature permanente.

En 1854, Chassaignac extirpe le rectum au moyen de l'écraseur linéaire.

En 1860, Maisonneuve adopte un nouveau procédé, la ligature extemporanée.

Quelques années après, Verneuil apporte à cette opération une modification importante, en combinant l'emploi de l'anse galvano-caustique et de l'écrasement linéaire.

Il inspire à ce sujet les thèses de MM. Debuschère et Raymond. Dans cette dernière thèse (Paris, 1870, p. 95), il est rapporté l'observation d'un malade chez lequel, pour se donner le jour, Verneuil pratiqua l'extirpation du coccyx.

Cette ablation du coccyx, sur laquelle le professeur Verneuil insiste plus tard, ouvre encore une ère nouvelle à l'opération. A l'incision ano-coccygienne de Denonvilliers, M. Verneuil substitue un lambeau triangulaire à sommet antérieur et à base postérieure.

On arrive ainsi très facilement sur la paroi postérieure du

rectum, qui se dégage à mesure que le lambeau est plus libéré des tissus voisins.

Le second temps comprend la résection du coccyx. Bien simple en apparence et même en réalité, elle demande quelque attention. Il faut d'abord dégager l'os : pour cela l'opérateur promène la pointe du thermo-cautère tout autour de lui, dans tous les sens où sa surface est comprise dans du tissu fibro-graisseux, et enfin, pour achever son dégagement, il porte la lame de l'instrument parallèlement à la surface de la partie qui doit être réséquée. L'os saisi par des cisailles est facilement enlevé par la plus faible pression.

Cette résection du coccyx permet de voir dans une bien plus grande étendue la face postérieure du rectum. Le toucher rectal permettant de reconnaître l'étendue de la tumeur, il est facile de sectionner le rectum au-dessus de la limite supérieure du néoplasme. On peut alors facilement enlever les parties malades.

Le lambeau cutané remplit un double but, il donne d'abord tout le jour dont on a besoin, et plus tard, en subissant le travail de la cicatrisation, il s'applique en haut et tend à rejoindre le rectum qui s'abaisse, de telle sorte qu'un lambeau cutané vient s'interposer en arrière dans le nouvel anus, lui donnant une forme ovalaire et s'opposant à la rétraction consécutive au rétrécissement qui pourrait avoir de la tendance à se produire. L'opération pratiquée de cette manière permet d'attaquer des néoplasmes remontant à une certaine hauteur.

Pendant cette période, les chirurgiens anglais se montrent plus réservés, ils hésitent même à attaquer les cancers tout à fait à leur début, alors que le doigt introduit dans le rectum atteint facilement la limite supérieure de la tumeur et que l'intestin est mobile sur les tissus environnants. Ils taxent cette opération de procédé barbare et anti-scientifique (Smith).

En Allemagne, au contraire, s'appuyant sur un certain nombre de cas heureux, les chirurgiens enlèvent sans mesure et s'attaquent bientôt aux tumeurs envahissantes ayant déjà altéré les organes environnants : le vagin, l'utérus, la vessie, les parois mêmes du bassin (Simon, Nussbaum).

Diffenbach pratique plusieurs fois l'extirpation du rectum avec succès (1845); Schuh publie plusieurs mémoires encourageants (1852-1861). Il se servait de l'anse galvano-caustique. Nussbaum de Munich, fait quatre extirpations couronnées de succès (1861). Volkmann ouvre le péritoine de propos délibéré et le suture; Bardenheuer peut même par la résection du coccyx enlever avec succès un cancer situé à 30 centimètres de l'anus. Kœnig ouvre le péritoine, coupe le rectum entre deux ligatures et suture la partie saine avec la peau.

Cependant ces tentatives ne fournissent qu'un nombre relatif de succès; en France on reste plus circonspect, et l'extirpation n'est guère tentée que dans les cas où le néoplasme pouvait être dépassé par le doigt et où les tuniques du rectum avaient conservé leur mobilité. Ce n'est que dans ces conditions que l'on a pu observer quelques cas de guérison ayant duré plusieurs années. Il ne faut donc pas toucher aux cancers du rectum plus étendus, s'ils ne déterminent pas d'accidents et tant qu'ils n'en déterminent pas; dès que les accidents apparaissent, on doit sans tarder recourir aux opérations palliatives.

Telles sont en substance les conclusions formulées par M. le professeur agrégé Piéchaud dans sa thèse d'agrégation (1883); telle est aussi l'opinion de Trélat développée par lui dans une de ses cliniques (1884), et Verneuil pouvait dire que, contre le cancer du rectum, la thérapeutique médicale était insignifiante, le traitement chirurgical souvent impuissant en raison du siège et de l'étendue du mal, le traitement palliatif restant dans la plupart des cas le seul possible ; aussi voit-on les chirurgiens anglais, la plupart des chirurgiens français et un certain nombre de chirurgiens allemands, conseiller le plus souvent soit la dilatation, soit le curettage des bourgeons néoplasiques, soit la rectotomie postérieure ou, enfin, la colotomie iliaque ou lombaire. Ces opérations palliatives procurent aux malades un soulagement manifeste et quelquefois une survie assez longue, mais elles ne peuvent enrayer l'évolution du mal ; et dans les conclusions des divers travaux de cette époque, nous voyons que les chirurgiens n'y recourent que faute d'une meilleure méthode opératoire et qu'ils sont prêts à revenir à l'extirpation dès qu'ils disposeront d'un procédé permettant d'arriver à l'extirpation complète du mal.

Aussi la communication de Kraske (de Fribourg) à la 4e séance du 14e Congrès de chirurgie à Berlin, le 11 avril 1885, fut-elle le signal d'une ère nouvelle dans le traitement des cancers du rectum.

Déjà, quelques années auparavant, Kocher avait remis en vigueur l'opération de Verneuil et appliqué la résection du coccyx au traitement des cancers du rectum. Mais ces tentatives n'avaient pas rencontré d'accueil en Allemagne et étaient tombées momentanément dans l'oubli.

En 1880, il essaie d'y revenir et d'ériger son procédé en méthode.

Il rencontre alors comme adversaire Esmarch, qui prétendit que l'extirpation du coccyx était inutile dans la majorité des cas et fit valoir ses raisons au Congrès de Copenhague de 1884. (Compte rendu, t. II, p. 3 et 4.)

Ce procédé de Kocher, suivi par Kraske dans deux cas, ne lui donne que peu de jour, et les deux opérations faites ainsi sont très pénibles. Malgré ses avantages, le procédé de Kocher ne permet pas d'atteindre facilement la tumeur quand elle

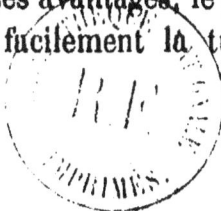

2

atteint une certaine hauteur ; elle donne du jour, mais pas assez cependant, et c'est ce qui le décide à essayer sur le cadavre si, en ajoutant à l'ablation du coccyx la résection d'une partie du sacrum, l'extirpation ne serait pas rendue plus facile.

Ce ne fut qu'après différents essais à l'amphithéâtre qu'il tenta l'opération sur le vivant. En décembre 1884, il opéra successivement et avec succès deux malades atteints de cancers élevés du rectum, en pratiquant la résection du sacrum. Son mémoire parut en 1886 dans les *Archives de Langenbeck* (t. XXIII, p. 563-574).

Rinne, en 1886, s'empresse d'adopter la méthode de Kraske dans un cas.

En 1887, Kraske publie un deuxième mémoire où il rapporte 8 opérations faites d'après sa méthode. Sur ces 8 opérations il y a 2 décès par péritonite stercorale. A partir de ce moment l'élan était donné dans ce sens, et la plupart des chirurgiens allemands et autrichiens adoptent la nouvelle méthode, tout en y apportant des modifications de détail, soit dans la façon de réséquer le sacrum et le coccyx, soit dans la façon de suturer l'intestin et d'en rétablir la continuité.

Schede (de Hambourg), en 1887, fait 3 opérations ; la même année, Lauenstein publie une série d'observations.

Kirchoff en publie 3 cas.

Bardenheuer apporte à la section du sacrum une modification vivement critiquée par Kraske.

Hemecke, en 1888, propose la résection temporaire du sacrum et du coccyx, il abandonne la conservation du sphincter qu'il sectionne en arrière et établit d'emblée un anus sacré.

Hochenegg prône, à l'aide de 12 opérations, la méthode de Kraske qu'il présente comme méthode de choix.

Eugène Bœckel (de Strasbourg) a pratiqué 6 opérations avec 2 décès.

Un certain nombre de chirurgiens cherchent à modifier les sections osseuses pour conserver au plancher pelvien sa solidité. En 1889, Lévy montre par des expériences sur le cadavre la possibilité de rabattre momentanément en bas un fragment quadrilatère que l'on rapplique ensuite.

Wiedov suit une méthode identique dans 2 cas, il rabat le fragment osseux en haut.

Roux (de Lausanne), dans 4 cas, a taillé un lambeau ostéo-cutané qu'il a rabattu latéralement. Zuckerkandl et Wölfler imaginent de supprimer la résection du sacrum et du coccyx, et veulent arriver sur le rectum par une incision faite le long du bord gauche du sacrum et du coccyx (méthode parasacrée).

En France, la méthode de Kraske n'est appliquée qu'en 1889, par Pozzi, qui établit un anus sacré.

La même année, Routier communique à la Société de Chirurgie l'observation d'une malade chez laquelle il avait pratiqué avec succès l'extirpation du rectum par la méthode de Kraske; Pozzi, dans une seconde opération, a un décès.

MM. Schwartz, Térier, Berger, Marchand ont pratiqué cette opération; mais, dans presque tous les cas, les complications surgissant au cours de l'opération et les suites opératoires n'ont pas encouragé ces tentatives.

Nous avons vu pratiquer à Bordeaux cette opération par M. le professeur Demons, en décembre 1889. L'opération s'est passée sans incidents, mais les matières fécales, ayant passé au niveau de la suture, déterminèrent une vaste suppuration de la fosse ischio-rectale, à laquelle succomba le malade quelque temps après sa sortie de l'hôpital. Le Dr Dudon, chirurgien des hôpitaux de Bordeaux, a pu pratiquer avec succès cette opération.

Nous n'avons pas à décrire le procédé de Kraske, renvoyant au travail publié par le Dr Routier, dans la *Revue de Chirurgie* de 1889, et à la thèse de H. Aubert (Paris, 1890).

CHAPITRE II

—

Le rapide exposé historique que nous avons fait dans le chapitre précédent des différentes phases par lesquelles est passée l'extirpation du rectum, nous montre combien cette opération, limitée d'abord à un nombre très restreint de cas, a pu offrir d'indications nouvelles, grâce aux recherches constantes des chirurgiens.

On voit qu'aujourd'hui un certain nombre de cancers élevés ont pu être enlevés avec succès, malgré l'ouverture du péritoine.

L'excision intra-péritonéale du rectum, faite déjà par Wolkmann et Kœnig, s'est de plus en plus généralisée avec les progrès de l'antisepsie, et l'on peut aujourd'hui poser en principe que la nécessité d'ouvrir le cul-de-sac péritonéal ne doit pas arrêter le chirurgien.

Hochenegg cite 12 rectotomies avec ouverture du péritoine et 12 guérisons.

Bardenheuer, dans 20 cas, a ouvert 19 fois le péritoine. Bergmann l'a ouvert dans 40 cas et n'a eu que 2 ou 3 décès [1].

Eve, en Angleterre, en pratiquant l'extirpation d'un cancer annulaire chez une femme, dut inciser le péritoine et enleva 15 centimètres de l'intestin. La malade guérit sans aucun accident [2].

[1] *Gazette des Hôpitaux*, 8 janvier 1889.
[2] *Semaine médicale*, 1887, p. 118. Lettres d'Angleterre.

Harrison Cripp's a ouvert 6 fois la cavité péritonéale en excisant les cancers du rectum et aucun de ses malades n'est mort [1].

Kœnig (17e Congrès des chirurgiens allemands, *Centr. für Chir.*, 1888, p. 18), dans une statistique de 60 opérations, a ouvert 15 fois le péritoine; 1 seul de ses malades est mort de péritonite.

Le Dr Lamarque (thèse Bordeaux, 1889, p. 138) cite l'observation d'une femme opérée par M. le professeur Demons en février 1888 et chez laquelle l'ouverture large du péritoine, qui fut suturé ensuite, ne donna lieu à aucun accident.

Nous ne multiplierons pas davantage ces exemples, qui montrent l'innocuité presque absolue de cette intervention.

Cette ouverture du cul-de-sac péritonéal est, du reste, la règle presque constante dans la méthode de Kraske, puisqu'elle s'adresse à des cancers élevés.

Nous n'avons pas à envisager dans notre travail les indications et contre-indications de l'extirpation du rectum; nous ne parlerons pas davantage des méthodes opératoires, nous contentant des quelques notions résumées dans notre premier chapitre.

———

Quelle que soit la méthode à laquelle on a recours, soit que le cancer siège assez bas pour être extirpé par la région pelvienne, soit qu'il soit nécessaire de faire une ouverture sacrée, l'opération n'en reste pas moins une de celles qui ont donné les résultats les plus défavorables par suite de l'irruption des matières fécales dans la plaie opératoire. Le plus grand danger consiste dans le tassement de ces matières au niveau de la ligne des sutures qui, ne pouvant résister à

[1] *Semaine médicale*, 1887, p. 118. Lettres d'Angleterre.

l'effort trop considérable, se rompent, en produisant une irruption dans la cavité péritonéale et péritonite suraiguë.

Si cette complication peut être jusqu'à un certain point prévenue par la précaution que prennent les chirurgiens de vider avant l'opération tout le tube intestinal, par des purgatifs et par le lavage du gros intestin immédiatement avant l'opération, on ne peut que rarement éviter l'infiltration à travers les points de suture des matières fécales liquides dans les fosses ischio-rectales, infiltration suivie du sphacèle du tissu cellulaire, de phlegmons péri-rectaux, avec toutes leurs conséquences.

Aussi voyons-nous dans les statistiques que la mort, en dehors des cas de péritonite aiguë, qui deviennent de plus en plus rares, est due à la pyohémie ou à l'épuisement causé par la suppuration, quand elle n'a pas été provoquée auparavant par la gravité même de l'opération et que le malade a pu résister au choc opératoire et à la perte de sang qui est souvent assez considérable.

Sur 103 cas relevés dans la thèse d'agrégation de Piéchaud, on trouve 36 décès, soit une mortalité de 25 0/0. Hildebrand (*Deutsche Zeitschrift für Chirurgie*, Leipzig, 1888, p. 329), sur 57 opérés, a constaté 20 décès, soit une mortalité de 35 0/0. Sur ces 20 décès 4 sont dus au collapsus, 10 à l'infection, 2 à des complications cardiaques, 1 à la péritonite, 3 à des causes inconnues.

Kraske, dans son premier mémoire, cite deux observations suivies de succès; dans son second, 8 cas, dont 4 morts; soit une mortalité de 40 0/0.

Iversenn (de Copenhague) (10e Congrès international des sciences médicales, 9 août 1890) cite 19 cas de cancer opérés par la méthode de Kraske, fournissant 8 morts, dont 5 par collapsus (43 0/0).

Czerny (d'Heilderberg), sur 18 résections du rectum suivant la méthode de Kraske, a vu 4 malades mourir des suites de l'opération (22 0/0).

Houzel (de Boulogne-sur-Mer) a fait une résection du rectum pour cancer annulaire et a obtenu la guérison.

M. Reclus (Société de Chirurgie, 28 mai 1890) relate une observation de cancer du rectum bien limité et mobile, situé au-dessus de l'ampoule rectale; l'opération fut suivie de succès. Pour lui, cette méthode, excellente pour les petits cancers mobiles et de siège élevé, est détestable pour les gros cancers où elle donne une mortalité de 50 0/0.

M. Routier (Société de Médecine, 21 mai 1890) cite le cas d'un homme opéré par le Dr Poisson suivant le procédé de Kraske, ayant succombé à un phlegmon péri-rectal. Le même chirurgien eut encore 1 décès pour la même opération faite dans des conditions défavorables, et 1 succès chez une femme; soit 3 cas avec 1 décès.

Schwartz, sur 2 cas, eut 1 décès par septicémie; Kœnig, 1 décès par choc.

G. Marchand obtint 2 succès sur 2 cas.

Terrier, dans une de ses cliniques de l'hôpital Bichat (*Progrès médical,* 6 avril 1889), put faire avec succès, après ablation du coccyx, l'extirpation d'un épithélioma du rectum avec suture circulaire. A ce propos, il cite la statistique de Bœckel de Strasbourg, qui, sur 16 extirpations de l'extrémité inférieure du rectum, n'eut que 2 morts opératoires.

Padley (*The Lancet,* 24 novembre 1888, p. 1045) cite 1 cas d'extirpation avec succès.

Smith (*The Lancet,* 12 septembre 1881, p. 503) relate 1 succès.

H. Cripp's (*Brit. med. journ.,* 21 septembre 1879, p. 49) cite 5 cas personnels suivis de succès; sur 9 autres malades qu'il a vu opérer, il y a eu 2 décès, 1 par péritonite, 1 par collapsus.

Kirchoff (*Centr. für Chirurgie*, 1886, n° 52, p. 908) rapporte 3 observations de malades opérés par le D' Schönborn, d'après la méthode de Kraske, qui a obtenu 2 succès et 1 décès au cinquième jour.

Herbert Snow (*The Lancet*, 28 mars 1885) obtint 1 succès chez une femme opérée par la méthode de Cripp's.

M. Ledru (de Clermont) (5° Congrès français de chirurgie, 31 mars 1891) a extirpé avec succès 1 cancer du rectum par la méthode pelvienne.

Richelot (Soc. de chir., 28 février 1891) se montre partisan de la méthode de Kraske et publie 5 observations avec 4 succès, le cinquième opéré ayant succombé à une congestion pulmonaire.

———

M. le professeur Demons, en décembre 1889, a pratiqué, pour la première fois dans son service, à l'hôpital Saint-André, l'extirpation du rectum par la méthode de Kraske. L'opération fut faite facilement, les deux bouts du rectum sectionnés et accolés avec soin. Malgré ces précautions, les matières fécales firent irruption à travers les sutures dans le tissu cellulaire péri-rectal, et le malade, affaibli de jour en jour par une suppuration abondante, fut emporté mourant une quinzaine de jours après l'opération.

M. le D' Dudon, dans son service à l'hôpital Saint-André, a obtenu un résultat plus favorable; nous donnons à titre de document l'observation résumée que nous devons à l'obligeance de notre camarade, M. Bert, interne des hôpitaux de Bordeaux.

B... (Jeanne), âgée de cinquante-quatre ans, ménagère, née à Montréjeau (Haute-Garonne), entre à l'hôpital le 25 février 1890, salle 2, lit 28, dans le service de M. le D' Dudon.

Pas d'antécédents héréditaires à noter.

Dans les antécédents personnels, la malade parle d'un saisissement qu'elle eut il y a quatre ans, sans en préciser la nature; depuis ce moment, elle fut toujours très constipée et elle eut des hémorroïdes.

Elle a eu quatre enfants, bonnes couches, santé générale excellente jusqu'à il y a sept mois.

Depuis lors, elle a souffert beaucoup en allant à la selle, la constipation est devenue de plus en plus opiniâtre. Jamais elle n'a remarqué de trace de sang dans ses selles. L'état général s'est altéré très rapidement.

État actuel. — Amaigrissement et pâleur sans teinte jaune paille; appétit faible; quelques symptômes généraux du côté de la digestion; troubles bien plus accentués du côté de la défécation.

Constipation très grande, douleur très vive au moment de la défécation. L'inspection des selles ne montre rien d'anormal, pas plus que l'inspection de l'anus. Mais, au toucher rectal, on constate ce qui suit :

L'introduction du doigt est très difficile et provoque une sensation de brûlure; le sphincter est sain dans une étendue de un centimètre et demi à deux centimètres; un peu plus haut, le doigt est pris dans une bride circulaire, dure en certains points, fongueuse en d'autres, qu'il ne franchit que très difficilement. Cette bride ne paraît pas s'élever à plus de huit centimètres de l'anus; la partie supérieure de cette bride est très rétrécie, et le tissu induré paraît s'arrêter très régulièrement sur tout le circuit du rectum en se continuant avec un tissu absolument sain.

Le doigt retiré du rectum reste taché de stries sanguinolentes et répand l'odeur caractéristique du cancer du rectum.

La paroi inférieure du vagin est assez mobile sur le rectum induré; l'utérus est normal, les fonctions urinaires se font très bien, pas de ganglions perceptibles.

On est donc en présence d'un cancer du rectum passible d'une opération curative.

M. le Dr Dudon propose l'opération de Kraske, résection de la portion du rectum atteinte par le cancer, et suture de la portion supérieure saine au sphincter sain lui aussi.

Cette opération est pratiquée le 3 mars 1890. Incision de dix centimètres du sacrum à l'anus, décollement de la gaine qui entoure le coccyx, extirpation du coccyx, résection du sacrum dans une étendue de quatre centimètres, ligature de la sacrée moyenne et des hémorroïdales inférieures; dissection isolant le rectum; dissection très difficile à la partie antérieure, le tissu cellulaire de la paroi recto-vaginale étant un peu induré; section circulaire du rectum au-dessus du sphincter, à un centimètre et demi de l'anus, fils de soie passés à mesure sur la tranche du segment inférieur; section du rectum au-dessus de la lésion, c'est-à-dire à sept centimètres environ de l'anus; le péritoine légèrement ouvert dans le cul-de-sac du rectum est suturé immédiatement au catgut.

Le segment supérieur est alors attiré en bas au niveau du sphincter, suturé à ce dernier avec des fils de soie, sutures doubles de la muqueuse et de la musculeuse. La plaie laissée ouverte est bourrée de gaze iodoformée.

Dans la soirée, la malade ne prend que quelques gorgées de champagne et un centigramme d'extrait thébaïque toutes les heures.

Température du soir, 38,6.

La malade ne peut pas uriner seule, elle est sondée cinq à six fois dans les vingt-quatre heures.

4 mars. Nuit assez bonne; pas de vomissements. Température du matin, 37,8; température du soir, 38,2.

5 mars. A peu près même état. Bouillon et vin.

6 mars. La malade a fait des efforts pour uriner seule et elle est allée à la selle. En faisant le pansement, on constate que les sutures de la partie postérieure ont craqué; celles de la partie antérieure tiennent toujours. Pas de fièvre. État général excellent; la malade s'alimente.

A partir de ce moment, on fait le pansement tous les jours.

20 mars. L'état général est parfait; plus de douleurs; la plaie sacrée bourgeonne très bien.

10 avril. La malade engraisse, la plaie sacrée est réduite à quatre centimètres, et à la partie postérieure du rectum, il y a un orifice d'un centimètre et demi par lequel passent des matières fécales. Le sphincter est sain, le rectum ne présente pas trace de lésion, il est un peu rétréci.

A partir du milieu de mai, la plaie cicatrise; il reste un anus sacré; la malade s'alimente, n'éprouve pas la moindre douleur, et se promène dans la salle.

Au mois d'août, la malade est encore dans la salle, elle aide à soigner les autres malades. Le sphincter semble se rétrécir. Dilatation avec les bougies rectales.

Au mois de novembre, même état, pas de trace de récidive.

A cette époque, la malade se promène et travaille dans la salle, elle sort même en ville.

Elle quitte bientôt le service complètement guérie, mais ayant une petite fistule par où sortent quelques matières fécales.

Actuellement, la malade ne présente pas de trace de récidive, vaque à ses affaires et se trouve dans un excellent état de santé. M. le Dr Dudon se propose, sous peu, de boucher cet anus sacré.

L'opération sera donc complètement terminée et aura donné un excellent résultat.

On voit par les observations que nous venons de rap-
porter, bien que nous n'ayons pas la prétention de les avoir
toutes reproduites, que la mortalité est encore assez élevée
puisque nous trouvons 44 décès sur 150 extirpations, soit
une moyenne de 29 0/0, chiffre supérieur à celui de la
statistique de M. Piéchaud, qui était seulement de 25 0/0.
Cette élévation du chiffre de la mortalité est imputable aux
tentatives faites à l'aide de la méthode de Kraske pour
extirper des cancers situés très haut. Cette méthode nous
donne, dans les cas que nous avons relatés, 20 décès sur
60 opérations, c'est-à-dire une moyenne de 33 0/0. Les
ablations de cancers situés plus bas et pratiquées par les
anciennes méthodes, plus ou moins modifiées, nous montrent
24 décès sur 94 opérés, soit une mortalité de 25 0/0, chiffre
identique à celui donné par M. Piéchaud dans sa statistique.

Il ne faudrait cependant pas conclure des chiffres précé-
dents que la méthode de Kraske ne constitue pas un progrès
sensible dans le traitement du cancer du rectum. L'élévation
du chiffre de la mortalité vient de ce que nous avons compris
dans le tableau précédent tous les cas sans distinction, qu'il
s'agisse de cancers limités ou de néoplasmes diffus étendus
souvent aux organes voisins. D'après Reclus, la méthode de
Kraske appliquée exclusivement aux cas de cancers limités,
de siège élevé et mobiles, serait une excellente opération ne
donnant que 8 0/0 de décès, tandis qu'on arrive à 50 0/0
pour les cancers volumineux et adhérents.

MM. Richelot et Terrier, de même que MM. Berger et Pozzi,
partagent son avis et se montrent partisans de cette opération
dans les cas de cancers annulaires, étroits, ne donnant pas
d'occlusion intestinale et situés assez haut pour présenter un
segment inférieur suffisamment long.

D'ailleurs, à l'heure actuelle, il n'est pas possible de faire une statistique exacte et rationnelle, étant donnée la diversité des cas dans lesquels cette méthode a été employée.

En résumé, quelle que soit la méthode dont on se serve pour enlever un cancer du rectum, on voit que cette opération, ainsi que nous le disions au commencement de ce chapitre, donne une mortalité élevée, et nous n'envisageons que les suites immédiates de l'opération. Nous n'avons pas dans ce travail à étudier les résultats définitifs de l'extirpation des rectums cancéreux, et nous savons combien malheureusement sont fréquentes les récidives, ce qui a amené un certain nombre de chirurgiens à se prononcer contre la cure radicale des cancers du rectum et à borner leur intervention aux opérations palliatives.

Mais ces opérations ne peuvent qu'amender temporairement les symptômes douloureux et ne procurent que des avantages minimes et une survie de peu de durée.

L'extirpation totale du mal, dégagée des tentatives audacieuses, a donné des guérisons telles que tout chirurgien serait heureux de les procurer aux malades qui se confient à ses soins. Il ne faut donc pas l'abandonner délibérément, bien au contraire chercher les moyens de la rendre de plus en plus inoffensive.

CHAPITRE III

Le grand écueil de l'extirpation du rectum consiste, comme nous l'avons vu, dans l'impossibilité de soustraire la plaie opératoire au contact des matières fécales, et les accidents les plus redoutables relèvent de la septicémie. L'idéal serait donc de débarrasser complètement le tube intestinal des matières fécales qu'il contient. On ne peut y arriver pratiquement qu'en partie, par des purgatifs répétés, qu'on fera prendre au malade dans le courant de la semaine qui précède l'opération, et, grâce à des lavements ou plutôt à des irrigations fréquentes du rectum avec des solutions faiblement antiseptiques, par exemple une solution de sublimé à 1 p. 2,000, ou avec de l'eau naphtolée.

Allant plus loin dans cette voie, il est possible d'obtenir la désinfection de tout le tube digestif, comme le conseille M. Ferrier, par le régime lacté, de manière à réduire les selles à leur volume minimum, et par l'administration de naphtol à la dose journalière de 1 à 2 grammes. On peut ajouter au naphtol une dose égale de magnésie blanche.

D'après Schwartz (*Bullet. Soc. chir.*, 21 mai 1890, p. 401), les selles deviennent, dans ces cas, blanchâtres et à peine odorantes.

Cependant, on le comprend, la sécurité offerte par cette méthode n'est que relative; aussi, l'idée est-elle venue à

certains chirurgiens de dévier complètement et temporairement le cours des matières fécales.

Pollosson, dans une communication faite le 5 mai 1884 à
la Société de Médecine de Lyon, paraît-il le premier proposer
le principe de la dérivation à la cure radicale du cancer du
rectum, en faisant précéder l'extirpation du rectum d'une
opération préliminaire, consistant en l'établissement d'un
anus contre nature, permettant l'issue totale des matières
fécales. Cette méthode opératoire réaliserait la transformation
d'une tumeur du rectum en une tumeur du petit bassin dont
l'ablation pourrait être effectuée avec toutes les ressources du
pansement antiseptique.

La communication de M. Pollosson, très courte, a été développée la même année dans la thèse de M. Laguaite, ancien
interne des hôpitaux de Lyon.

Ce travail contient l'observation d'une femme chez laquelle
M. Letiévant, sur le conseil de M. Pollosson, pratiqua le
premier temps de cette opération. L'anus contre nature
fonctionnait très régulièrement au bout de quelques jours;
malheureusement, l'état cachectique de la malade devenait
si grand que le second temps ne fut pas jugé praticable.

Durante, professeur de clinique chirurgicale à Rome, paraît
être le premier qui ait pratiqué cette opération complètement.
A la troisième réunion de la Société italienne de Chirurgie,
tenue à Rome du 19 au 21 avril 1886, il communique une
observation dans laquelle, pour remédier à un volumineux
cancer du rectum ayant envahi la prostate, il a fait un anus
artificiel, après quoi, il a pu extirper le rectum et la prostate
au thermo-cautère. Les résultats ont été excellents, la dévia-
tion des matières fécales ayant permis de mettre la région
opérée dans de bonnes conditions aseptiques. Il ajoute qu'il
est préférable de faire l'anus artificiel selon la méthode Pillore,

et insiste sur la nécessité de l'établir en deux temps, le deuxième à six ou huit jours d'intervalle, quand les adhérences sont solides et préservent du danger d'infection par les matières fécales.

Kœnig, en 1888, pratiqua l'opération dans ces conditions; il fit d'abord un anus iliaque, après quoi il enleva le cancer.

Schede (de Hambourg) n'a pas hésité à compliquer la résection du rectum d'une autre opération, en pratiquant en même temps un anus artificiel qu'il referme quelques jours après; il employa deux fois ce procédé avec succès.

Partant du même principe, M. le professeur Demons a pratiqué, en 1890 et 1891, trois extirpations du rectum, en les faisant précéder d'un anus iliaque préliminaire.

OBSERVATION I

Communiquée par M. le Dr LAMARQUE.

G... (Pierre), cinquante-deux ans, cultivateur, entré à l'hôpital Saint-André le 7 mars 1890, salle 18, lit 22.

Envoyé par M. le Dr Médail, de Tombebœuf (Lot-et-Garonne), avec diagnostic de cancer du rectum.

Antécédents héréditaires. — Nuls.

Antécédents personnels. — Fièvre typhoïde à vingt-deux ans, à la suite de laquelle il devient sourd; anthrax dans la région dorsale il y a six ans.

Le malade a commencé à souffrir, en août 1888, d'une douleur siégeant dans la fosse iliaque gauche un peu au-dessus de l'arcade de Fallope. Quelque temps après, il accuse une douleur continue au niveau de la région coccygienne et rend une certaine quantité de sang chaque fois qu'il va à la selle.

La défécation s'accompagne d'épreintes très douloureuses.

L'état général reste très bon.

Depuis quatre mois il a commencé à maigrir; les douleurs ont pris une nouvelle intensité, il lui est impossible de rester assis, ses forces déclinent, ses douleurs ne le quittent plus et subissent parfois des exacerbations. La constipation est opiniâtre, le malade ne peut aller à la selle qu'à l'aide de purgatifs. Au moment de son entrée à l'hôpital, il continue à se plaindre de ses douleurs. Il se plaint surtout d'un affaissement général et attire immédiatement l'attention sur son rectum où il a lui-même constaté l'existence d'une tumeur.

L'examen de cette région montre que l'anus est légèrement saillant, cependant on ne voit rien d'anormal. Mais si l'on introduit le doigt, on est immédiatement arrêté par une masse bourgeonnante, volumineuse, et le doigt passant en arrière de ce bourgeon est arrêté par un cul-de-sac à cinq centimètres de l'anus. Pour trouver l'ouverture réelle du rectum, il faut contourner cette masse bourgeonnante d'arrière en avant. Le calibre du rectum est réduit à une fente transversale, située tout contre la paroi intérieure.

En résumé, toute la paroi postérieure du rectum est envahie par une énorme masse néoplastique remontant aussi haut que le doigt peut atteindre. Ce n'est qu'en exerçant une pression assez intense sur la région anale que le doigt peut être porté assez haut pour soupçonner plutôt que pour percevoir nettement la limite supérieure du cancer.

La paroi antérieure du rectum présente seulement une certaine induration, elle est inégale et bosselée.

En résumé, on constate que ce malade est atteint d'un cancer annulaire du rectum, situé immédiatement au-dessus de l'anus et remontant environ à onze centimètres. La palpation abdominale permet de supposer que les ganglions ne sont pas atteints, et la maladie paraît justiciable d'une intervention.

20 mars. Premier temps de l'anus de Maydl. Incision parallèle à l'arcade de Fallope à trois centimètres. L'S iliaque se présente tout de suite, il est tiré en dehors et maintenu par une bandelette de gaze iodoformée.

29 mars. Incision longitudinale de l'intestin.

L'anus artificiel fonctionne bien dès le premier jour; il ne sort pas de matières fécales par l'anus.

10 avril. Ablation du rectum. Incision médiane allant de deux centimètres au-dessus de l'anus à la partie moyenne du sacrum. Les parties molles décollées, ainsi que le périoste, on enlève le coccyx, et une fenêtre est faite au niveau de la partie médiane de la partie inférieure du sacrum. Hémorragie osseuse assez abondante arrêtée par une compression de quelques instants.

La paroi postérieure du rectum paraît nettement; cet organe est détaché des tissus environnants. Pour faciliter le glissement du bout supérieur, on est obligé d'ouvrir le cul-de-sac péritonéal qui est ensuite suturé. Les deux bouts du rectum réséqués au-dessus et au-dessous du cancer sont réunis par la suture de Lembert.

Une sonde rectale est introduite par l'anus pour maintenir en contact les surfaces suturées. Deux drains sont placés dans la plaie qui est suturée au crin de Florence. Le malade supporte bien l'opération, il est assez calme le soir. Température, 37,6.

La température, qui atteint 38,6 le lendemain, redescend bientôt et progressivement à la normale. La canule introduite dans le rectum est retirée trois jours après l'opération.

La cicatrisation se fait rapidement; cependant, vers le dixième jour, il se forme un petit abcès qui détermine un peu de suppuration pendant quelques jours.

La suture rectale paraît complètement réunie vers le quinzième jour; déjà on constate un peu de rétrécissement. Dilatation digitale tous les deux ou trois jours.

7 juin. L'anus artificiel est refermé, l'entérorrhaphie est suivie de succès immédiat. Le malade peut quitter l'hôpital vers le 25 juin complètement guéri.

On conseille au Dr Médail de continuer la dilatation par des bougies rectales, afin d'éviter le rétrécissement qui tend à se produire.

Nous avons appris que le malade, dont l'état général était devenu excellent pendant quelque temps, a actuellement un commencement de récidive.

OBSERVATION II

Rédigée par M. LABRUNIE, externe du service de M. le professeur DEMONS.

Épithélioma du rectum.

D... (Guillaume), soixante-deux ans, cultivateur, entré le 16 mars 1891, salle 18, lit 16.

Antécédents héréditaires. — Nuls.

Antécédents personnels. — Nuls.

Histoire de la maladie. — Début il y a sept à huit mois par des difficultés de la défécation, celle-ci étant légèrement douloureuse. Matières glaireuses. Melæna. Amaigrissement progressif. Le malade entre à l'hôpital, se disant atteint d'hémorrhoïdes et de fistule à l'anus.

17 mars 1891. *État actuel :*

Symptômes fonctionnels. — Ténesme rectal qui, le plus souvent, n'aboutit qu'à l'expulsion de quelques matières glaireuses et légèrement sanguinolentes. Constipation. Douleurs pendant la défécation. Douleurs vagues, irradiées dans le petit bassin, et surtout du côté gauche.

Signes physiques. — Le toucher rectal est douloureux ; on suit sur la partie antérieure et sur les parties latérales du rectum (surtout à gauche) des masses bourgeonnantes, dures, lisses, non ulcérées, commençant à deux centimètres de l'anus ; l'ensemble est disposé en forme de croissant dont les branches s'arrêtent à la limite des parois latérales avec la paroi postérieure du rectum. On atteint facilement avec l'index la limite supérieure du mal.

Le rectum, dans sa paroi antérieure, ne peut être facilement mobilisé, il semble qu'en un point il y ait quelques adhérences avec la prostate. Rien sur la paroi postérieure. Le doigt ne ramène à l'extérieur ni débris sanieux, ni matières glaireuses, ni sang.

Symptômes généraux. — Amaigrissement depuis quelque temps, mais pas de teint cachectique, pas de symptômes de généralisation.

19 mars. *Premier temps de l'anus de Maydl.* — Incision à deux travers de doigt au-dessus de l'arcade crurale et parallèlement à celle-ci. Section d'une veine tégumenteuse abdominale. Section du muscle grand oblique, du petit oblique et du transverse. On tombe sur le fascia transversalis et le péritoine. Incision de ceux-ci. On trouve alors l'S iliaque, que l'on attire au dehors. Introduction à travers son mésentère d'une mèche de gaze iodoformée passée par effraction. On maintient la gaze sur la peau de la paroi abdominale au moyen de collodion.

26 mars 1891. *Second temps de l'anus de Maydl.* — Incision longitudinale de l'anse adhérente au moyen du thermocautère.

2 avril. Toutes les matières fécales passent par l'anus artificiel. Par le rectum et l'anus il ne passe plus que quelques glaires teintées légèrement de matières fécales.

9 avril. *Extirpation du rectum.* — Incision sur la ligne médiane depuis le bord externe du sphincter anal jusqu'à la base du coccyx. Résection des deux dernières vertèbres coccygiennes. On tombe sur la paroi postérieure du rectum. Section de celui-ci au-dessus du sphincter. Résection jusqu'au-dessus des parties malades. Libération du bout supérieur pour éviter la distension des sutures. Suture des deux bouts du rectum.

Peu d'hémorragie pendant le cours de l'opération.

Examen histologique. — Après l'opération, l'examen histologique de la tumeur fut fait et démontra que c'était un épithélioma cylindrique typique.

12 avril. *Rétention d'urine.* — Les matières fécales passent un peu par l'anus inférieur. Fièvre, 39°2. Lavage du clapier à l'eau phéniquée au moyen d'un drain et d'une seringue à hydrocèle.

13 avril et jours suivants. La température revient à la normale.

17 avril. On enlève les sutures cutanées. Injections phéniquées tous les jours.

20 avril. Le toucher rectal permet de sentir sur la paroi postérieure du rectum une brèche existant encore.

21 mai. *On ferme l'anus artificiel* (entérorraphie). — Deux jours après les matières fécales ressortent en décollant la peau.

26 mai. *Deuxième entérorrhaphie.* — Même échec, les matières ne sortant pas par en bas.

4 juin. *Troisième entérorrhaphie.* — Encore même échec.

11 juin. Section de l'éperon au moyen d'une pince à pression continue laissée à demeure.

2 juillet. *Entérorrhaphie.* — Pendant deux jours, les matières ne sortent ni par le rectum ni par la plaie iliaque. Le troisième jour, les bords se décollent, les matières fécales sortent par les deux anus.

Peu à peu les matières sortent en plus grande quantité par en bas, celles qui sortent par l'anus iliaque diminuent chaque jour. La plaie tend de plus en plus à se fermer, et le 18 juillet presque plus rien ne sort par l'anus artificiel.

OBSERVATION III.

M. le professeur Demons a fait à Libourne, quelques jours après sa première opération, une autre extirpation de cancer du rectum précédée d'un anus artificiel. Les choses se sont passées comme dans l'observation I; l'anus artificiel a été facilement refermé, et le malade se trouve actuellement en parfaite santé.

Ces trois observations sont fort instructives par leur simplicité. Au premier abord, on peut objecter l'inconvénient qu'il y a à faire accepter à des malades la perspective de plusieurs interventions. Or, dans les trois cas de M. le professeur Demons, les malades, dans l'espoir d'une guérison à leur mal, se sont prêtés très facilement à ces diverses opérations.

L'objection la plus sérieuse est que l'on fait deux opérations au lieu d'une; à cela, nous répondrons que la colotomie ne présente pas par elle-même une gravité sérieuse; si nous consultons la thèse de M. Piéchaud, nous voyons que, sur 131 malades ayant subi la colotomie lombaire pour cancer du rectum, 9 seulement sont morts d'accidents imputables à l'opération. « C'est donc, dit M. Piéchaud, bien plus l'état général des opérés, leurs altérations viscérales et l'envahissement de la cavité péritonéale que l'on doit inscrire parmi les causes de la mort, que l'opération elle-même, qui sans doute est grave, mais n'a en partie cette gravité qu'en raison du mauvais état général au milieu duquel on opère. »

Or, la colotomie, dans les cas où nous la conseillons, est faite dans des conditions toutes différentes, puisque l'idée de l'extirpation future suppose, au contraire, un état satisfaisant du malade. L'addition de la colotomie à l'extirpation peut, nous le croyons, être considérée comme moins grave que l'extirpation seule.

Pratiquée en deux temps, suivant la méthode de Maydl, la colotomie peut être considérée comme une opération extrêmement bénigne et d'une grande facilité d'exécution. C'est à ce procédé que nous conseillons de donner la préférence. Nous ne revenons pas, bien entendu, à la discussion sur le siège de l'anus; tout le monde est d'accord aujourd'hui pour le pratiquer sur le colon descendant.

Il y a quelques années encore, on hésitait entre la méthode lombaire ou de Callisen et la méthode iliaque ou de Littre. Malgré tout le talent apporté dans cette discussion par le professeur Trélat, la plupart des opérateurs se sont rangés à l'avis du professeur Verneuil et pratiquent l'anus iliaque.

Allingham a fini par adopter ce dernier procédé; Bergmann considère la colotomie lombaire comme une mauvaise opération; Kœnig, Krönlein sont partisans de la colotomie iliaque. Le seul avantage de la méthode lombaire est de ne pas nécessiter l'ouverture du péritoine; l'importance de ce fait est bien diminuée avec les méthodes antiseptiques et surtout la colotomie en deux temps, méthode de Maydl (méthode autrichienne). Nous ne croyons pas devoir entrer dans plus de détails sur les différentes méthodes préconisées, renvoyant à une étude de la question faite par M. le professeur agrégé Denucé, de Bordeaux, dans le *Journal de médecine* de Bordeaux (5-12 janvier 1890, p. 229 et 241).

Puisque c'est au procédé de Maydl qu'il convient de donner la préférence, rappelons seulement ce procédé en quelques mots.

Procédé de Maydl. — Après l'ouverture de l'abdomen, on attire au dehors une anse intestinale mobile (colon transverse, iléon, ou colon iliaque), de sorte que l'insertion du mésentère soit située au-devant de la plaie abdominale; puis on glisse, par une ouverture pratiquée dans le mésentère tout près de l'intestin, une cheville de caoutchouc durci entourée de gaze iodoformée, de façon à empêcher la rétraction de l'intestin dans l'abdomen. On réunit les deux portions de l'anse intestinale au-dessous de la cheville par des sutures traversant les couches musculaire et séreuse, et on laisse l'anse intestinale dans la plaie abdominale en la fixant au péritoine pariétal de la plaie. On place quelques spires de gaze iodoformée au-dessous de la cheville lorsque l'intestin est resté libre dans la plaie, ou bien on recouvre la plaie abdominale de collodion iodoformé, lorsque l'intestin est fixé à la plaie. Si l'on veut rendre permanent l'anus contre nature, on ouvre au bout de quatre à six jours l'intestin au moyen d'une incision transversale; on introduit des tubes à drainage dans les deux extrémités de l'anse et on lave l'intestin. Pour éviter les hémorragies, Maydl ouvre l'intestin au thermocautère.

Lorsque le malade supporte bien les suites de cette opération, on sectionne au bout de deux à trois semaines le reste de la périphérie de l'intestin sur la cheville. Lorsque la section des muscles abdominaux a été faite parallèlement à leurs fibres, il se forme un véritable sphincter artificiel. Le traitement ultérieur consiste dans l'application d'une croix de Malte d'emplâtre adhésif, à travers lequel passe le tube à drainage de l'intestin. Pour rendre fixe le tube à drainage, on le traverse de part en part avec une aiguille de sûreté qu'on recouvre d'une croix de Malte. Si l'anus contre nature doit être temporaire, il faut inciser l'intestin dans le sens longitudinal, puis on enlève la cheville après avoir traité l'affection qui a rendu la colotomie nécessaire; la traction du mésentère suffit alors pour faire rentrer l'intestin; la plaie de la colotomie guérit spontanément, ou si cela n'a pas lieu, on avive ses bords et on les réunit par quelques points de suture.

Encore plus simple est le procédé que nous avons vu employer par M. le professeur Demons.

L'anse intestinale une fois sortie de la plaie, on passe au-dessous d'elle une bandelette de gaze iodoformée que l'on fixe à la peau avec un peu de collodion à ses deux extrémités. Elle suffit à maintenir l'intestin au dehors. On peut la retirer dès le troisième ou quatrième jour.

Afin de rendre la fermeture ultérieure de l'anus plus facile, l'intestin est incisé longitudinalement une fois les adhérences solidement établies.

Il est bon d'attendre, avant de pratiquer l'extirpation du rectum, que l'anus artificiel fonctionne régulièrement. Dans les cas où, comme dans l'observation II, quelques glaires fécaloïdes passent encore par l'anus, on peut assez facilement en obtenir la désinfection par des injections rectales antiseptiques. Nous ne croyons pas devoir insister davantage sur l'opération faite dans ces conditions, les cas n'étant pas assez nombreux encore pour pouvoir en tirer des conclusions; nous ferons remarquer seulement combien, dans ces cas, a été prompte et facile la cicatrisation de la plaie opératoire.

CHAPITRE IV

Un des grands avantages de la méthode de Kraske est, comme nous l'avons vu, de conserver le sphincter anal et d'éviter l'incontinence des matières fécales, mais il faut veiller à faire avec soin la suture des deux bouts de l'intestin. Pour faire la suture intestinale circulaire complète et pour assurer la réussite, il faut prendre certaines précautions indispensables : éviter que l'intestin ne soit trop tendu, que le calibre ne soit pas trop rétréci par le retroussement dans l'intérieur des bords des deux bouts supérieur et inférieur du rectum, et, enfin que, pendant la suture, rien ne vienne souiller les lèvres de la plaie. Pour éviter la tension de l'intestin, on dégagera suffisamment le bout supérieur afin qu'il puisse être facilement attiré en bas.

Pour que le calibre de l'intestin ne soit pas rétréci, on ne renversera en dedans les bords des bouts supérieur et inférieur que sur une étendue de deux à trois millimètres environ, à angle droit, comme le conseille Lembert. On pourra donc employer soit la méthode de Lembert, soit celle de Czerny, cette dernière n'en différant qu'en ce que la ligne de suture unique de Lembert est doublée.

Ces deux méthodes consistent tout simplement à retrousser en dedans les bords des deux bouts intestinaux supérieur et inférieur, de façon à ce que les deux surfaces séreuses soient adossées l'une contre l'autre, quand les deux bouts intestinaux sont recouverts tous deux par le péritoine. On passe alors des fils de soie très fins, ou de catgut fin à travers le repli formé par les deux parois intestinales retroussées, et quand on serre les fils, les intestins sont accolés par leur face externe ou séreuse. Si le bout inférieur se rapproche de la région anale, il est dépourvu de séreuse, le bout supérieur en étant seul pourvu. Il faut alors, dans ce cas, adosser quand même les deux surfaces externes, comme l'ont démontré Kraske, dans son second mémoire, et Hochenegg.

Une fois la suture intestinale terminée, pour empêcher le bout supérieur de remonter, on pourrait le fixer par quelques points de suture perdue au catgut, aux différents points de la plaie.

Ainsi que nous l'avons déjà dit, l'accident le plus redoutable est incontestablement l'infiltration des matières fécales à travers les points de suture.

Cet accident disparaît en faisant préalablement un anus artificiel, — et, notre observation I et l'observation de M. Dudon en sont des exemples — on a presque toujours consécutivement un rétrécissement cicatriciel contre lequel il faut souvent opposer la dilatation digitale ou la dilatation à l'aide de bougies rectales.

Justement préoccupé de cette circonstance fâcheuse, M. Villar, professeur agrégé à la Faculté de médecine de Bordeaux, a cherché si l'on ne pourrait pas y remédier dans une certaine mesure. Il a bien voulu nous faire prendre part aux recherches faites par lui sur le cadavre, et nous donner l'autorisation de faire connaître les résultats obtenus.

Voici en quoi consiste ce procédé : après avoir extirpé le néoplasme, on se trouve en présence des deux bouts intestinaux qu'il faut réunir. Pour cela, on fait sur la partie posté-

rieure de chaque bout et sur la ligne médiane une incision
longitudinale de trois à trois centimètres et demi environ ;
puis on arrondit légèrement, avec des ciseaux, les angles
inférieurs du bout supérieur et les angles supérieurs de
l'extrémité inférieure.

Ceci fait, on suture la circonférence antérieure des deux
bouts du rectum, puis on réunit les lèvres de l'incision inférieure aux lèvres correspondantes de l'incision supérieure ;
pour faciliter cette manœuvre, et pour placer bien exactement
les points de suture, il est nécessaire de commencer par le
point d'angle, c'est-à-dire que l'on fixe l'angle du V résultant
de l'incision longitudinale faite sur le bout inférieur à l'angle
du V de l'incision du bout supérieur, et, ce point étant placé,
il est dès lors plus facile de continuer à suturer les lèvres
correspondantes des bouts supérieur et inférieur.

Ces sutures devront être faites suivant le procédé indiqué
par M. Chaput, procédé qui porte le nom de suture par abra-
sion et application.

On sait en quoi consiste ce procédé : après avoir renversé
en dehors les bords libres d'un des bouts de l'intestin, on
abrase la muqueuse avec une curette tranchante, sur une
hauteur de un centimètre ; la même manœuvre est pratiquée
sur l'autre bout ; les bords à suturer sont ensuite mis en
contact, surface interne contre surface interne.

Tel est le procédé que M. le professeur Villar a bien voulu
pratiquer devant nous. Si l'on se rapporte à la description
que nous venons d'en donner, et au schéma qu'accompagne
ce travail, on peut constater que, la suture terminée, le rectum présente la forme d'un tuyau coudé, dont l'angle saillant,
formant une sorte d'ampoule, se trouve à la partie antérieure.
De cette manière, il nous paraît difficile qu'un rétrécissement
puisse survenir ultérieurement.

Nous n'avons pas besoin d'insister sur les avantages que nous offre ce procédé. Il est certain qu'il évite un des inconvénients de l'opération de Kraske, le rétrécissement consécutif du rectum.

Mais ce procédé est-il toujours praticable? Est-il à l'abri de tout reproche? C'est ce que nous allons discuter.

On serait tenté de croire tout d'abord que ce procédé rend l'opération et plus longue et plus difficile; de la difficulté nous n'en parlerons pas, car, ainsi que nous l'avons dit, toute l'opération consiste à donner un coup de ciseau sur chaque bout intestinal, puis à suturer.

Quant à la longueur de l'opération, elle ne doit pas nous arrêter davantage, attendu que le nombre des points de suture est à peine augmenté.

Une autre objection que l'on pourrait nous adresser serait la suivante : cette ampoule antérieure ne gênera-t-elle pas les fonctions du rectum? Nous ne le croyons pas, et cela pour plusieurs raisons : 1° cette dilatation, tout en empêchant la diminution du calibre de l'intestin, n'est pas de nature à créer un véritable diverticulum pouvant permettre la stagnation des matières fécales; 2° le travail de cicatrisation ultérieure diminuera dans une certaine mesure l'étendue de cette dilatation, et, à n'en pas douter, le calibre du rectum, après un certain temps, sera revenu à l'état normal.

On pourrait peut-être encore nous faire remarquer l'impossibilité dans certains cas de rapprocher suffisamment les deux extrémités du rectum pour pouvoir pratiquer ce procédé de suture. Cette objection n'aurait pas grande valeur puisqu'on sait combien il est facile d'attirer en bas le rectum qui glisse si facilement en entraînant l'S iliaque. Il faudrait, bien entendu, le cas échéant, libérer le rectum pour le faire descendre.

Enfin, il est des cas dans lesquels le néoplasme descendant très bas, on ne pourrait conserver qu'une faible partie du bout inférieur et empêcher l'incision longitudinale de ce bout et sa suture au bout supérieur.

Certes, ces cas peuvent se rencontrer et nous ne prétendons pas du reste que l'on puisse toujours mettre à exécution le procédé que nous avons vu pratiquer.

Le procédé dont nous venons de parler peut-il prétendre aux honneurs de la nouveauté ? M. le professeur agrégé Villar est le premier à reconnaître qu'il s'est inspiré dans ses recherches des travaux de M. Chaput sur l'entérorrhaphie dans le traitement de l'anus contre nature. Cependant M. Chaput, dans la thèse de son élève Philippe (Paris, 1890), dans sa communication au Congrès français de chirurgie (1889), n'a eu en vue que les lésions de l'intestin dans la cavité abdominale et ne s'est pas occupé de la suture au niveau du rectum; or, le procédé n'est pas tout à fait le même dans ces deux cas, puisque dans l'un on suture deux bouts d'intestin accolés parallèlement, et que dans l'autre il s'agit de réunir deux extrémités qui se regardent par leurs orifices; il y a donc là une différence de situation et de rapports qui fait que ces deux procédés peuvent être décrits séparément. Ajoutons que M. Routier, dans son travail de la *Revue de Chirurgie* (*Cancer du rectum, résection par la voie sacrée*, p. 968, 1889), conseille la suture du rectum par le procédé de M. Chaput, mais il n'a en vue que la suture circulaire simple et il n'est nullement question d'entérorrhaphie longitudinale.

Quoi qu'il en soit, tout en reconnaissant à M. Chaput l'honneur de nous avoir fait connaître l'entérorrhaphie longitudinale, il n'est pas moins vrai que cette entérorrhaphie n'a pas encore été pratiquée sur le rectum et de la façon que nous avons indiquée.

Disons en terminant que ce procédé n'a pas encore été mis à exécution sur l'homme ; mais nous sommes persuadé, d'après ce que nous avons vu sur le cadavre, qu'il est appelé à rendre de grands services : évitant le rétrécissement ultérieur, il contribuera à faire de la méthode de Kraske une opération idéale.

CONCLUSIONS

I. — L'extirpation du cancer du rectum limité autrefois aux néoplasmes situés très bas s'est étendue par la résection du coccyx et d'une partie du sacrum jusqu'aux cancers situés beaucoup plus haut.

II. — L'ouverture du péritoine, tant redoutée autrefois, est devenue inoffensive grâce à l'application rigoureuse de l'antisepsie. Il est préférable de le suturer après l'avoir ouvert.

III. — La méthode sacrée ne peut encore être complètement jugée, les tentatives faites pour extirper des cancers trop étendus venant assombrir les statistiques.

IV. — Le grand avantage de la méthode est la conservation de l'anus et du sphincter; le plus grand écueil consiste dans l'infiltration des matières fécales à travers la suture, infiltration exposant à la septicémie.

V. — Les accidents imputables au contact des matières fécales avec la plaie opératoire seront heureusement évités en faisant préalablement une dérivation complète des matières fécales au moyen d'un anus artificiel.

VI. — La colotomie iliaque est incontestablement la méthode de choix. Pratiquée en deux temps par la méthode de Maydl, elle peut être considérée comme absolument bénigne.

VII. — La suture circulaire de l'intestin réséqué expose aux rétrécissements consécutifs que l'on pourra peut-être éviter par le procédé de M. le professeur agrégé Villar, lorsqu'il sera possible de l'appliquer.

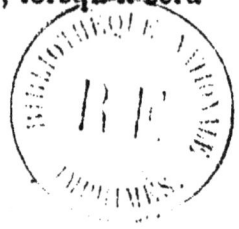

Bordeaux. — Imp. G. GOUNOUILHOU, rue Guiraude, 11.

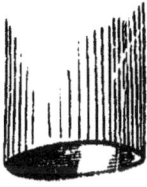

Fig. 1.

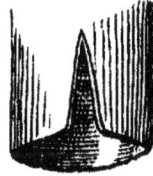

Fig. 2.

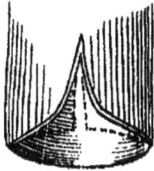

Fig. 3.

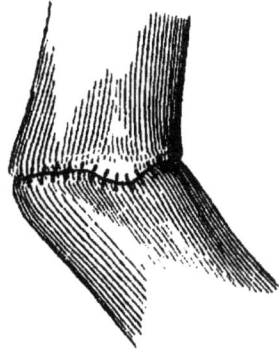

Fig 4.

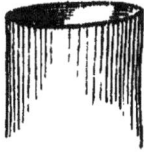

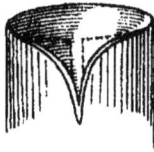

Fig. 1. — Intestin sectionné circulairement.

Fig. 2. — Incision longitudinale de trois cent. sur chaque bout de l'intestin.

Fig. 3. — Section des angles formés par ces incisions.

Fig. 4. — Résultat donné par cette suture.

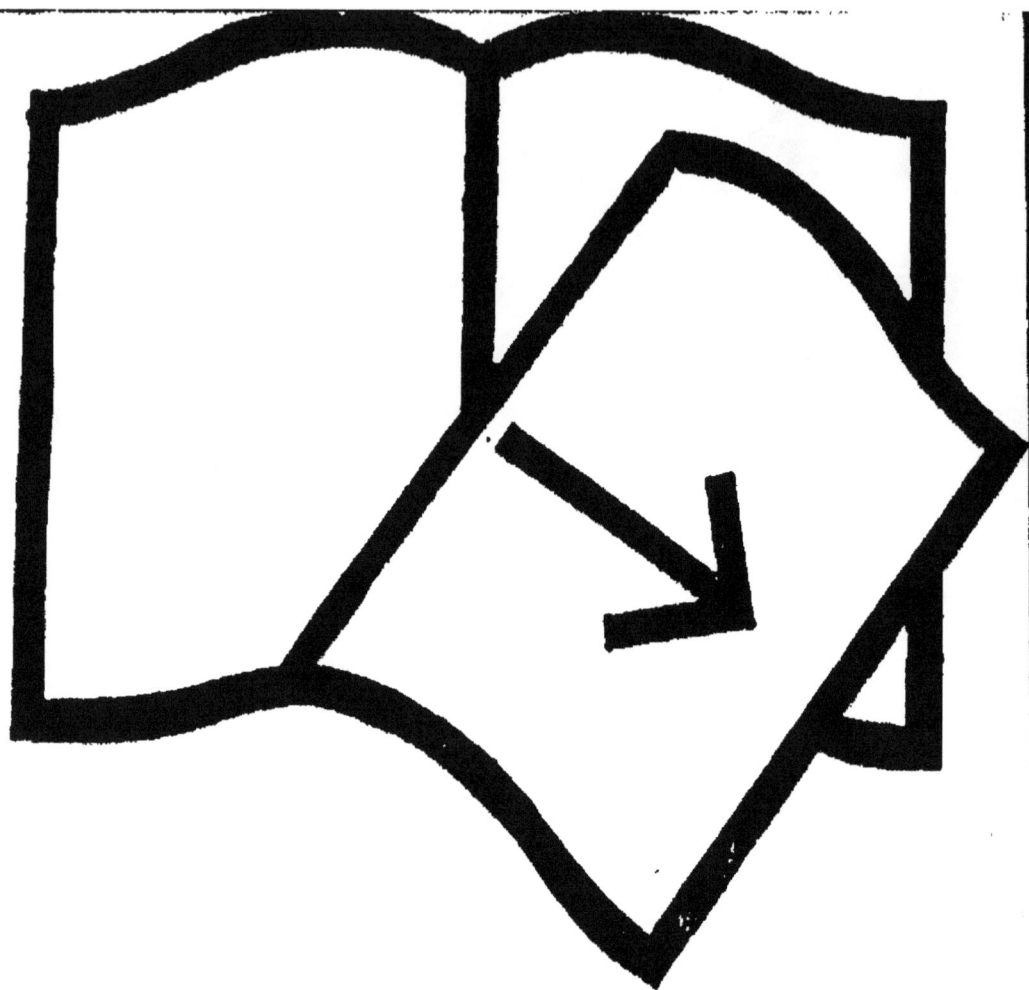

Documents manquants (pages, cahiers...)
NF Z 43-120-13

www.ingramcontent.com/pod-product-compliance
Lightning Source LLC
Chambersburg PA
CBHW050541210326
41520CB00012B/2670